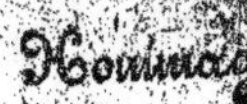

CAUSERIE CLINIQUE

SUR LES

Affections Oculaires latentes

Par le Dr R. JOCQS

ANCIEN INTERNE DES HÔPITAUX DE PARIS

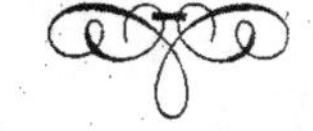

BAR-SUR-AUBE

TYPOGRAPHIE ET LITHOGRAPHIE A. LEBOIS

—

1896

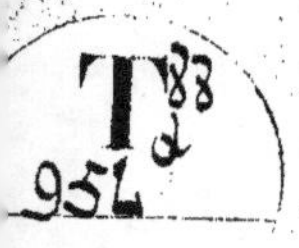

CAUSERIE CLINIQUE

SUR LES

Affections Oculaires latentes

Par le Dr R. JOCQS

ANCIEN INTERNE DES HÔPITAUX DE PARIS

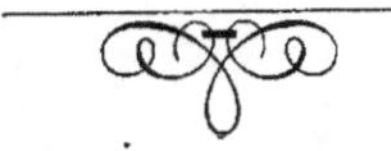

BAR-SUR-AUBE

TYPOGRAPHIE ET LITHOGRAPHIE A. LEBOIS

—

1896

CAUSERIE CLINIQUE

SUR LES

AFFECTIONS OCULAIRES LATENTES

Il suffit d'exercer l'ophtalmologie depuis quelque temps ou même de suivre une clinique, pour être frappé du grand nombre de maladies oculaires survenues par l'incurie ou la pusillanimité des malades. J'ai eu l'occasion, ici, de vous en montrer bien des cas.

Pour aucun autre organe, peut-être, autant que pour l'œil, ne se fait sentir l'inconvénient d'une prolongation trop grande de la maladie. Comprenant dans sa constitution des parties transparentes comme la cornée, l'humeur aqueuse, le cristallin et le corps vitré, ou de structure très délicate comme l'iris, la choroïde et la rétine, l'organe de la vision ne saurait être malade longtemps sans éprouver dans chacune de ces parties, des désordres quelquefois irrémédiables.

L'œil, organe très sensible, et dont la sensibilité exquise semblerait devoir être pour lui une sentinelle vigilante destinée à le prévenir de toutes les atteintes graves, se laisse cependant quelquefois attaquer sérieusement, sans opposer une réaction douloureuse bien considérable. Que de fois n'avons-nous pas entendu des malades à la vision déjà gravement compromise, manifester leur étonnement de ce qu'ils n'eussent jamais que très peu ou même pas du tout souffert de leurs yeux. En présence du médecin qui ne peut s'empêcher de quelques reproches d'incurie, le malade cherche une excuse dans cette absence de la douleur. Il n'imagine pas volontiers qu'une maladie capable de détruire la vision puisse exercer ses ravages sans provoquer de vives souffrances. Il en est cependant ainsi très souvent, tandis que parfois certaines affections très douloureuses n'ont pas la moindre gravité. De telle sorte, pourrait-on dire, que les maladies les moins douloureuses sont les plus graves, parce que, éveillant moins l'attention, elles sont négligées et abandonnées à elles-mêmes jusqu'au jour où il est trop tard pour y remédier.

Ce sont ces affections que nous appelons *latentes,* parce que, en effet, elles sont cachées au début, non seulement pour le médecin qui n'est pas appelé, mais aussi pour le malade lui-même, qui ne s'en doute pas; on n'y attache pas d'importance.

Bien que l'étude de l'ophtalmologie ne soit pas suffisamment répandue parmi les médecins non spécialistes, il leur serait cependant facile, rien qu'en portant leur attention sur quelques symptômes principaux de ces maladies latentes, de les dépister à leur origine et de leur appliquer un traitement approprié. Nous allons étudier ensemble quelques-unes d'entre elles.

I. — Affections des voies lacrymales.

Depuis longtemps, mon attention s'est portée sur ce sujet Déjà en juin 1894, je l'ai étudié dans un travail publié dans la *Revue médicale,* sous ce titre : *De l'importance du diagnostic précoce du larmoiement.* L'année suivante, en mars, paraissait un travail à peu près analogue, du professeur Truc, de Montpellier, publié dans la *Clinique ophtalmologique* : *Des états lacrymaux latents.* Sans connaître mon travail antérieur au sien, le professeur Truc avait émis des idées à peu près semblables aux miennes. Nous sommes arrivés à ces conclusions, que le rétrécissement des voies lacrymales qui précède toujours l'obstruction complète, ne se manifeste que par des symptômes quelquefois très légers ou bien assez graves, mais qu'il est difficile, de prime abord, de rattacher à leur véritable cause.

Il est à peine utile d'insister sur la gravité d'une obstruction du canal lacrymo-nasal. Sans compter le larmoiement persistant qui n'est qu'ennuyeux et disgracieux, il suffit de signaler la tumeur lacrymale, le phlegmon, les ulcères de la cornée, etc., qui en sont la conséquence habituelle. Vous en pouvez voir ici tous les jours de nombreux exemples.

Tout récemment, chez une femme atteinte depuis longtemps d'une tumeur lacrymale double négligée par la malade, vous avez vu survenir à la suite d'un plegmon du sac non traité, un phlegmon de l'orbite et une atrophie consécutive du nerf optique. Si, par malheur, le même accident arrivait de l'autre côté atteint de la même affection, cette femme serait aveugle à la suite d'une maladie généralement considérée comme bénigne.

Il est donc de la plus haute importance de savoir reconnaître un rétrécissement du canal lacrymo-nasal à son début. Nous en étudierons d'abord les symptômes, ensuite le traitement.

Symptômes des états lacrymaux latents. — S'il y avait du larmoiement caractérisé par la stagnation des larmes dans l'angle palpébral inférieur ou, mieux encore, par l'écoulement des larmes au dehors, le diagnostic serait facile et nous n'aurions plus affaire ici à une affection latente. Mais dans bien des cas où le rétrécissement n'est pas suffisant pour produire ces phénomènes, l'attention du médecin prévenu ne sera mise en éveil que par des symptômes assez volontiers attribuables à une autre cause.

En premier lieu, il faut signaler la *conjonctivite*. C'est une conjonctivite spéciale peu intense. D'abord, elle est le plus souvent monoculaire comme le larmoiement. Les malades se plaignent d'une certaine gêne qui tient le milieu entre la cuisson aiguë de la conjonctivite franche et la sensation de gravier, de corps étranger, symptômes habituels de la conjonctivite légère. Le matin, au réveil, les paupières sont lourdes, difficiles à ouvrir, et la conjonctive bulbaire est injectée. Dans la journée, ces phénomènes s'amendent, et si l'on veut trouver encore un peu de rougeur et d'hypertrophie papillaire, il faut regarder dans le cul de sac de la paupière inférieure.

A cette conjonctivite simple, vient bientôt s'ajouter la *blépharite*. Si, au début, cette blépharite ne se manifeste que par une simple rougenr et une légère exfoliation de l'épiderme, elle peut, plus tard, prendre la forme de la blépharite ulcéreuse maligne qu'on a souvent tant de peine à guérir.

Au point de vue fonctionnel, ces deux complications gênent beaucoup les malades. C'est ainsi qu'ils ne peuvent plus travailler le soir à la lumière, et que leurs yeux deviennent rapidement rouges et cuisants dans une atmosphère tant soit peu fumeuse ou poussiéreuse.

Les *kératites* graves sont plutôt l'apanage des états lacrymaux confirmés. Cependant de légères kératites à répétition devront faire songer à l'altération dn canal lacrymal. Il en sera de même de la *sécheresse du nez.*

« Il est facile d'ailleurs, dit le professeur Truc, de comprendre la relation pathogénique de ces états lacrymaux avec les complications oculaires ou pénoculaires.

« A l'état normal, les voies lacrymales étant intactes, les poussières, les microbes ne séjournent pas sur l'œil ou les paupières et la toilette rigoureuse est assurée par une irrigation constante. Les microbes sont entraînés vers les fosses nasales par le courant lacrymal.

« Dans la sténose lacrymale, les poussières, les microbes stagnent sur les paupières, la conjonctive et le globe et les altèrent. »

A ces complications inflammatoires infectieuses, il faut en ajouter une autre, d'ordre tout fonctionnel, mais qui n'en est pas moins des plus fréquentes et des plus pénibles : c'est l'*asthénopie accommodative.* Voici comment je me suis déjà exprimé à ce sujet, dans le travail auquel je faisais allusion tout à l'heure :

L'*asthénopie accommodative,* c'est-à-dire la fatigue du muscle ciliaire s'observe chaque fois que l'œil est obligé de faire des efforts d'accommodation prolongés et au-dessus de ses forces. C'est ce qui se passe journellement dans l'hypermétropie des jeunes gens, chez les astigmates et même chez quelques myopes qui portent des verres mal appropriés à leur vue. Les troubles occasionnés par l'asthénopie accommodative sont, à un premier degré, une simple congestion oculaire; à un degré plus avancé, une douleur oculaire et péri-orbitaire qui peut devenir une véritable *migraine*; c'est la *migraine d'origine oculaire* si fréquente, et qu'il est si facile de guérir au moyen de bons verres et de bons conseils. Lorsque l'asthénopie accommodative est arrivée à son apogée, les malades sont obligés de renoncer à tout travail de lecture ou d'écriture. C'est ainsi que, chez certains individus, la *migraine* n'est pas autre chose qu'une asthénopie accommodative à l'état aigu.

Est-ce donc un simple larmoiement qui est capable de donner lieu à ce terrifiant cortège de symptômes ? Non, évidemment. Il faut encore une prédisposition à l'asthénopie accommodative, un certain degré d'hypermétropie ou d'astigmatisme; or, bien rares sont ceux qui sont absolument indemnes d'un de ces deux vices de réfraction. D'ailleurs, si on ne trouve pas le tableau complet de l'asthénopie accommodative, on en verra du moins une esquisse assez ressemblante. Ces malades se plaindront surtout de ne pas pouvoir travailler facilement le soir à la lumière de la lampe; ils éprouveront dans les yeux des picotements, et à la longue, une véritable fatigue qui les obligera à des repos fréquents.

Par quel mécanisme se produit ici l'asthénopie ? Je sais qu'il existe des cas bien étudiés où l'on a pu attribuer un larmoiement momentané et certains troubles accommodatifs à une action réflexe provenant d'une lésion dans la zone d'innervation du trijumeau; on a affaire alors à une hypersécrétion de la glande lacrymale. Mais dans ces cas, il n'existe pas de rétrécissement du canal lacrymonasal. Or, ici, je n'envisage que les cas où avec ou sans lésion nasale, il y a déjà rétrécissement manifeste des voies d'excrétion lacrymales. Et, je ne saurais trop le répéter, ces cas doivent être bien fréquents si l'on en juge par le grand nombre d'obstructions complètes que nous voyons journellement dans nos diverses consultations.

Nous sommes donc obligés d'invoquer ici un mécanisme connu d'ailleurs depuis longtemps : c'est la nappe de larmes accumulées en trop grande abondance dans le cul de sac conjonctival et étalées constamment par les paupières à la surface de la cornée qui en change la réfraction. Il est vrai que ce changement n'est pas considérable ; mais un muscle ciliaire qui n'était pas habitué à des suppléments de travail, se fatigue rapidement au moindre effort prolongé qu'on lui demande.

Traitement. — Pour s'assurer de l'état des voies lacrymales, il suffit souvent de faire une injection par les canalicules lacrymaux. A l'état normal, l'injection passe facilement dans le nez ou dans la gorge, grâce à une faible pression. Si le liquide ne passe que difficilement et lentement, c'est qu'il existe déjà un léger obstacle ; ne passe-il pas du tout, c'est qu'il y a une obstruction complète.

Comme le plus souvent le rétrécissement est dû à un état inflammatoire localisé de la mnqueuse du canal, il suffira de quelques injections modificatrices pour amener la guérison. Le professeur Truc rapporte quelques cas où il a cru devoir faire le cathétérisme. Pour mon compte, dans les états latents, les seules injections m'ont suffi. Je réserve le cathétérisme pour les cas de rétrécissements déjà avancés qui résistent aux injections et alors j'ai remarqué, comme M. Truc, qu'il suffit souvent d'un seul cathétérisme suivi de quelques injections pour rétablir complètement le cours des larmes.

Larmoiement par éversion des canalicules lacrymaux. — Commencement de l'ectropion. — Le larmoiement n'est pas toujours dû à un obstacle au cours des larmes. Sans parler des cas d'hypersécrétion lacrymale réflexe, dont l'étiologie est d'habitude assez banale, il ne faut pas oublier que le larmoiement peut tenir à une *éversion* des canalicules lacrymaux.

Un individu larmoie, et il a toutes les conséquences de son infirmité — blépharite conjonctivite, kératites, etc. — Or, une injection par les conduits lacrymaux passe très facilement. Il n'y a donc pas d'obstacle au cours des larmes. Mais un examen attentif — quand cela ne frappe pas les yeux — montrera que le bord libre de la paupière inférieure n'est pas exactement appliqué contre le globe oculaire, et qu'il en est séparé par un angle dans lequel sont amassées les larmes ; c'est même ce qui donne à ses yeux leur aspect *pleurard* caractéristique.

Nous sommes dès lors, en présence d'un léger renversement

de la paupière qui pourra devenir l'ectropion vrai, cette difformité disgracieuse que tout le monde connaît.

Ce n'est pas ici le larmoiement qui a commencé : il n'est que la conséquence de l'ectropion. Mais il s'établit alors un cercle vicieux : le larmoiement amène de la conjonctivite, de la blépharite, d'où cet émoussement particulier du bord palpébral et la disparition des tubercules lacrymaux.

La cause première est un affaiblissement, une parésie du muscle orbiculaire, qu'on peut rencontrer chez des jeunes gens aussi bien que chez des vieux. De plus, cette parésie est d'ordinaire purement fonctionnelle, c'est-à-dire que ce n'est pas une paralysie véritable, définitive ; elle peut guérir par un traitement des plus simples.

Ce traitement consiste dans des cautérisations *verticales* au thermo-galvano-cautère, de toute la hauteur de la face interne de la paupière inférieure.

Pour une déviation légère de l'extrémité interne de la paupière, il suffit d'un ou deux traits de feu.

Il va sans dire que le même traitement, seulement plus complet, s'applique avec le même succès aux ectropions non cicatriciels, même les plus avancés.

Je n'insisterai pas sur le technique de cette opération que j'ai expliquée, dans tous ses détails, dans plusieurs travaux (1) : une communication à la Société française d'Olphtalmologie et la thèse inaugurale d'un des assistants de ma clinique.

En somme, je crois avoir suffisamment établi :

1° Que beaucoup de larmoiements sont dus à un ectropion qui commence ;

2° Que cet ectropion reconnaît pour cause une faiblesse de l'orbiculaire et non sa contracture ;

3° Que l'ectropion (non cicatriciel), soit partiel, soit total de la paupière inférieure peut être guéri par les cautérisations verticales qui sont de beaucoup supérieures aux horizontales.

---

(1) Communication à la Société française d'Ophtalmologie, en 1896. — Thèse de M. le Dr Roques. Paris, 1896.

II. — Troubles oculaires dus aux vices de réfraction.

Parmi les troubles de cette nature, je n'en envisagerai qu'un seul ici : c'est la *céphalalgie d'origine oculaire*.

Beaucoup de céphalalgies qui prennent très souvent la forme de la *migraine*, sont dues, je crois pouvoir dire dans les deux tiers des cas, à une fatigue oculaire, à l'*asthénopie accommodative*.

Ces malades ne se plaignent pas de leur vue qui peut être excellente de loin et de près, au moins chez les jeunes gens ; mais après un travail oculaire prolongé, surtout le soir, il se produit dans l'œil comme une constriction douloureuse qui peut s'étendre à toute la tête et qui rend le travail impossible. On ne trouve alors un peu de calme que dans le repos absolu, les yeux fermés et dans l'obscurité.

Je ne reviendrai pas sur la pathogénie de l'asthénopie accommodative, il en a été question plus haut.

L'asthénopie accommodative s'exerce surtout chez les hypermétropes et les presbytes, c'est-à-dire aussi bien chez les jeunes gens que chez les plus âgés, mais les troubles qui en résultent n'ont que l'inconvénient d'être douloureux, ils ne compromettent pas la vision.

Chez les myopes, au contraire, ces douleurs oculaires et frontales consécutives à un travail visuel, sont souvent les signes de désordres dans la constitution de l'organe et l'indice d'une myopie capable de devenir progressive.

Ces mêmes troubles, enfin, peuvent s'exercer chez des gens jeunes aussi, comme précédemment, mais dont la vue est défectueuse à toute distance : ce sont des *astigmates*.

Ainsi, l'on voit que dans ces trois catégories d'individus à réfraction vicieuse, ce sont les troubles secondaires et dont la cause est souvent cherchée ailleurs, qui peuvent mettre sur la voie de la véritable étiologie.

Bien des fois, vous avez pu assister à la scène suivante : un malade (le plus souvent un jeune homme, écolier, ou une jeune fille, couturière), se plaint de troubles variés, picotement, sensation de tension, rougeur du globe et des paupières, etc. ; sans lui laisser finir ses plaintes, nous examinons la réfraction, et la consultation se termine d'ordinaire par une ordonnance de verres, ce qui, souvent, n'est pas sans éveiller dans leur esprit, quelques doutes au sujet de notre compétence.

Le *traitement* est le même pour tous ces cas : *de bons verres*, c'est-à-dire d'un numéro très exactement approprié à la réfraction de l'œil et une bonne hygiène.

Il est absolument essentiel que vous sachiez bien choisir les verres. Après avoir fréquenté quelques mois une clinique ophtalmologique, vous ne serez peut-être pas des oculistes accomplis, mais il est cependant certaines choses que vous pourrez connaître suffisamment : le traitement des affections externes les plus communes et le choix des verres.

L'examen de la réfraction et le choix des verres, qui en découle, n'est cependant pas chose facile ; il y faut du temps, de l'assiduité et de la réflexion. D'ailleurs, connaissant la théorie, c'est en voyant faire que vous apprendrez. Mais souvenez-vous de ceci : c'est que s'il est relativement facile de donner à un malade des verres quelconques, même paraissant appropriés à sa vue, il est, au contraire, très difficile d'avoir la certitude que ces verres lui conviennent absolument.

Souvent, vous serez consultés par des malades qui se plaignent de leurs lunettes ou qui ont couru en vain tous les opticiens, sans en trouver de bonnes. Les premiers peuvent, en effet, avoir des verres mal choisis, mais pour les seconds, vous pouvez immédiatement vous armer de votre ophtalmoscope, car c'est au fond de l'œil ou dans les milieux transparents que vous trouverez la cause.

III. — Iritis latente. Troubles oculaires consécutifs à l'iritis.

Tous, vous connaissez la gravité de l'iritis ; vous savez que l'inflammation de l'iris produit des adhérences pupillaires à la face antérieure du cristallin, et que si la pupille n'est pas dilatée à temps par un mydriatique, elle peut se trouver immobilisée dans l'état d'étroitesse où l'a trouvée la maladie. Mais ce que l'on sait moins, en général, c'est la difficulté, parfois assez grande, du diagnostic et les conséquences des synéchies postérieures ou adhérences de l'iris au cristallin.

L'*iritis aiguë* ordinaire, syphilitique ou rhumatismale, se reconnaît facilement à des symptômes dont l'acuité constitue précisément le principal caractère : rougeur de l'œil, œdème des paupières, trouble de l'humeur aqueuse, changement de couleur de l'iris, douleurs oculaires et périorbitaires, photophobie, tels sont les signes ordinaires de l'iritis aiguë, auxquels il n'est pas permis de se tromper.

Mais l'inflammation de l'iris est loin de se manifester toujours par ces phénomènes alarmants.

Il existe une iritis appelée par Hutchinson *quiet iritis* ou *iritis latente*, que le Dr Grandclement, notre savant confrère de Lyon, a décrite le premier et désignée sous le nom d'*uvéite irienne* et que je connais depuis longtemps pour avoir eu souvent mon attention attirée vers ce sujet par mon maître, le professeur Panas. A plusieurs reprises déjà, j'en ai parlé, ici, en vous montrant des malades, dans mon petit livre : *La vue, son hygiène, ses maladies*, et à la Société d'Ophtalmologie de Paris. Dans une des séances de cette Société (13 février 1894), à propos d'une communication de M. Trousseau (iritis et irido-choroïdites infectieuses), je terminais mon argumentation en ces termes : « J'admets donc qu'il existe des irido-choroïdites vraiment infectieuses, mais qu'il en est beaucoup d'autres, surtout chez la femme, qui ne relèvent que d'un trouble de la circulation génitale avec retentissement sur le système vasculaire de l'œil, sans infection véritable. »

Ces irido-choroïdites paraissent indépendantes de la syphilis, du rhumatisme et d'une infection quelconque, mais il est très difficile d'en déterminer la véritable cause. Ce qui oblige à admettre leur relation avec le système utéro-ovarien, c'est que, suivant la statistique de M. Grandclement, on les observe 97 °/o de fois chez la femme. Cependant, d'après mon observation personnelle, je serais tenté de croire que cette affection s'observe chez l'homme plus souvent que ne l'indique la statistique précédente.

L'*iritis latente* procède par poussées successives d'une durée assez courte. attaquant alternativement chacun des deux yeux. Pendant les accès qui durent cinq ou six jours, il se produit très peu de phénomènes inquiétants : l'œil est à peine rouge et douloureux, quelquefois un peu dur, la vision est seulement légèrement troublée par un brouillard passager, un *papillottage* (Grandclément) dus probablement au trouble de la chambre antérieure et du corps vitré et à l'excitation de l'enveloppe chorio-rétinienne.

Après des périodes d'accalmie, de nouvelles attaques surviennent qui laissent, chacune, une diminution plus sensible de l'acuité visuelle.

Cette affection n'étant pas douloureuse, les malades, en général, ne viennent consulter que lorsque la vision des deux côtés est déjà très affaiblie.

La pupille est quelquefois très étroite et immobilisée par des synechies postérieures totales; ou bien les synechies ne sont que partielles, mais presque toujours les yeux sont durs.

A cause de ces synéchies qui déjà troublent la vision, les malades sont exposés à des attaques glaucomateuses et à la perte absolue des yeux.

Le *traitement* unique de l'uveite, d'après M. Grandclément, consiste dans l'*iridectomie*. Tous les autres traitements locaux ou généraux essayés par lui n'ont produit aucun résultat.

« Aujourd'hui, je pratique l'iridectomie dès le début de l'affection, aussitôt que j'ai pu établir sans conteste le diagnostic d'uveïte irienne, sachant que l'emploi plus ou moins prolongé de l'atropine est incapable à lui seul d'enrayer cette affection. » (Grandclément.)

Je suis de l'avis de M. Grandclément, l'atropine ne suffit pas; mais encore est-il absolument nécessaire de l'administrer dès le début, pour empêcher les synéchies. Ce qu'il ne faut pas négliger surtout, c'est le traitement général approprié à la cause.

Ici se présente une difficulté qui arrête parfois les oculistes eux-mêmes. Au début de ces iritis latentes, sans aucun symtôme bien tranché, si ce n'est les troubles passagers de la vision, il peut être difficile de se prononcer tout d'abord. Dans le doute, pourquoi ne pas instiller de l'atropine ? penseront quelques-uns. Or précisément, il peut être très dangereux d'instiller l'atropine avant un diagnostic certain. Chez les femmes à l'âge de la ménopause, rien ne ressemble plus aux signes prémonitoires du glaucome que le début de l'iritis latente, et l'atropine, en cas de glaucome, pourrait amener immédiatement une attaque suraiguë.

Je me suis souvent bien trouvé, dans les cas douteux, de l'examen du champ visuel au périmètre. Il est rare, en effet, s'il s'agit d'un glaucome, même tout à fait au début, qu'il n'y ait pas déjà un léger rétrécissement nasal.

J'arrête ici l'étude des affections oculaires latentes. Peut-être les hasards de la clinique nous en montreront-ils d'autres, même parmi celles qui d'habitude se présentent à nous au grand jour, car, vous le comprenez, cette étude des affections latentes ressort absolument de la clinique journalière, puisqu'elles découlent d'une modalité particulière des maladies communes que nous voyons tous les jours en grand nombre.

Je sais bien que pour beaucoup de médecins, toutes les affections du fond de l'œil, celles qu'on ne voit qu'avec l'ophtalmoscope, sont aussi *latentes*, mais ce serait faire un jeu de mots que d'interpréter ainsi ce terme. D'ailleurs, j'espère bien qu'en peu de temps, pour chacun de vous, les maladies des membranes internes de l'œil, si elles gardent encore quelques secrets, ne réserveront pas de grandes surprises.

www.ingramcontent.com/pod-product-compliance
Lightning Source LLC
LaVergne TN
LVHW012018170826
845678LV00004BA/1534

* 9 7 8 2 3 2 9 6 3 4 0 2 9 *